AF496233

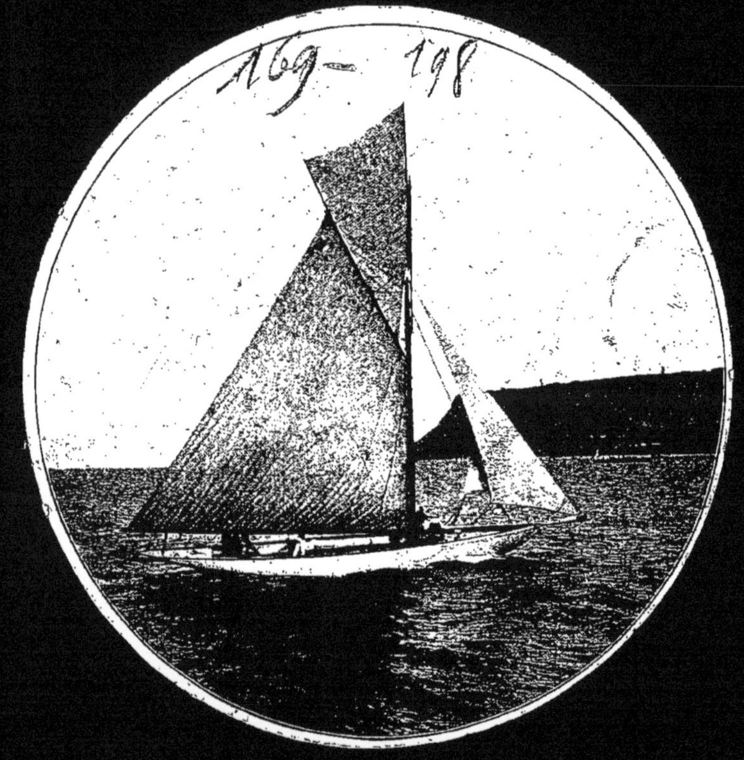

LA CURE MARINE

à Sainte-Adresse

PRÈS LE HAVRE

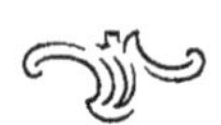

1. LE CLIMAT MARIN

SES EFFETS -- SES INDICATIONS

2. LA CURE MARINE

A LA VILLA " LES EMBRUNS "

3. L'EAU DE MER PURE

EN THALASSOTHÉRAPIE

Villa "Les Embruns"

Sente Alphonse-Karr, Sainte-Adresse - Téléphone 15-73

Climathothérapie  Héliothérapie marine

Balnéothérapie Massage, Electricité

LE CLIMAT MARIN

Ses Effets — Ses Indications

La mer guérit les maux
des Hommes.

(Euripide).

De tous temps la mer a été vantée comme un puissant tonique pour reconstituer les tempéraments débilités et cette parole d'Euripide écrite 480 ans avant Jésus-Christ nous montre que la Thalassothérapie n'est pas née d'hier. Les Grecs en connaissaient parfaitement les effets et les Romains savaient utiliser toutes ses vertus.

Quels sont donc les éléments qui font du climat marin un si puissant stimulant de la nutrition? C'est un ensemble des conditions dépendant de la chaleur, de l'humidité, de la lumière, de la pression atmosphérique, des vents dominants, de la composition même de l'air, et qui jouent chacune leur rôle dans l'effet produit sur l'organisme. Ce sont ces divers éléments qui collaborent à l'action puissamment tonique du climat marin.

Au voisinage de la mer **la pression barométrique** est toujours maxima, « l'air marin est naturellement de l'air comprimé » disait Peter. Or comme à chaque inspiration il entre dans le poumon un demi-litre d'air environ, il n'est pas indifférent que cet air soit plus ou moins dense. En effet, suivant la loi de Mariotte, le volume de l'air varie avec la pression et son poids pour un même volume est d'autant plus considérable que la pression est plus élevée. La proportion d'azote et d'oxygène restant toujours la même, il est donc certain que, à la forte pression des climats maritimes, il pénètre dans le poumon à chaque inspiration, un poids plus grand, une quantité réelle d'oxygène plus considérable que dans les régions d'altitude plus élevée.

Cet oxygène plus abondant distribué au poumon stimule puissamment l'hématose, car d'après les expériences de Paul Bert, il est prouvé que l'hémoglobine se combine d'autant mieux à l'oxygène que la pression est plus élevée. En outre les travaux de Cazin et de Ranvier, ont montré que le séjour au bord de la mer augmente dans une proportion notable le nombre des globules rouges du sang et la teneur en hémoglobine de ces globules.

La circulation générale est également influencée par la pression barométrique élevée; les pulsations cardiaques sont en effet d'autant plus rapides que la pression est moins forte. L'augmentation de pression au contraire, donne au rythme cardiaque plus de lenteur et plus de force. La haute pression barométrique augmente encore l'amplitude respiratoire et avec elle l'aspiration, et permet une irrigation plus abondante et plus facile des poumons.

Il est aisé de comprendre combien cette amélioration de la circulation et de la respiration, cette stimulation de l'hématose et de l'hématopoïèse exercent un effet tonique sur l'organisme.

La mer donne au climat de ses côtes un caractère de **stabilité thermique** tout particulier, car elle est un important régulateur de la chaleur. Le jour elle absorbe sans s'échauffer la chaleur émanée du soleil, et la restitue la nuit, en s'opposant au rayonnement excessif par la couche de vapeur d'eau qui est toujours abondante dans son voisinage.

L'état hygrométrique de l'air est constamment élevé au bord de la mer par suite de l'évaporation continue de cette importante masse d'eau.

Les pluies y sont par conséquent abondantes. Elles ont pour effet de favoriser la pureté atmosphérique au point de vue bactériologique, car les recherches de Miquel et Cambier ont montré que « le chiffre des bactéries de l'air est toujours plus faible durant les périodes humides ou pluvieuses, et tant que le sol reste mouillé ». Elles contribuent en outre, surtout lorsqu'elles tombent la nuit, à relever la température en arrêtant par l'intermédiaire des nuages le rayonnement du calorique vers les espaces célestes.

Le vent est une des caractéristiques du climat marin. Soufflant plus fréquemment du large sur les côtes de la Manche et de l'Atlantique, il constitue parfois un inconvénient par sa violence même, mais lorsqu'il est modéré, il a au contraire un effet salutaire, favorisant la respiration, effectuant une sorte de massage, d'effleurage de toute la surface du corps et stimulant les fonctions de la peau.

La pureté bactériologique de l'atmosphère est au maximum à la mer, à cause de l'absence de poussières et Duphil a pu compter seulement huit bactéries par mètre cube d'air à la surface de l'Océan; on conçoit donc que les vents du large assainissent les côtes et que Germain Sée ait pu dire que : « l'air des stations maritimes est véritablement aseptique ». L'atmosphère marine, d'après Miquel, est cent fois moins riche en bactéries que celles des habitations parisiennes.

Une des conséquences de cette pureté de l'air est **la luminosité** toute spéciale de l'atmosphère marine. L'abondance et la diffusion en tous sens de la lumière tiennent encore à la surface unie et ondoyante de la mer qui réfléchit de toutes parts les rayons lumineux. Or, « la lumière est un agent de stimulation actif » (Grancher) dont on connaît aujourd'hui toute la valeur, dont on sait utiliser toute la puissance à l'aide de l'Héliothérapie.

L'air marin contient en outre un certain nombre de corps chimiques dont l'action n'est assurément pas indifférente pour l'organisme qui les absorbe.

L'iode se trouve toujours en quantité appréciable dans l'air de la mer, plus abondant lorsque la brise vient du large que lorsqu'elle souffle de terre. Il semble donc bien être d'origine marine et est, d'après Gautier, douze fois plus abondant dans l'air de la mer que dans celui des villes.

L'ozone est également en proportion plus abondante dans l'atmosphère marine et y joue un rôle important par son énergique pouvoir d'oxydation. Il détruit les matières organiques en suspension et exerce une action antiseptique et bactéricide qui entretient la pureté de l'air. C'est cette richesse en ozone qui fait l'air marin pur et aseptique, et favorise puissamment les combustions de l'organisme.

Quant au **chlorure de sodium** son existence même est très discutée dans l'air marin. Il est certain que sa proportion y est très variable, suivant l'état du vent et de la mer, et il semble probable comme le veut Lalesque que le chlorure de sodium n'est en suspension dans l'air que grâce à la pulvérisation très fine de l'eau de mer à la crête des vagues les jours de grand vent, et que sa présence ne dépasse pas un périmètre très limité de quelques mètres au bord du rivage, c'est-à-dire la zone jusqu'où peuvent atteindre ces embrums microscopiques.

L'air marin contiendrait enfin d'après Albert Robin, une minime proportion de **silice** qui peut avoir une certaine influence sur les organismes débilités, en particulier dans les cas de lésions osseuses (les os atteints de tuberculose peuvent perdre jusqu'à 42 0/0 de leur silice de constitution. — A. Robin).

Les effets physiologiques produits par l'ensemble de ces divers facteurs sur l'organisme se résument dans une *puissante stimulation de toutes les fonctions*, et ceci n'est pas pour nous surprendre, s'il est vrai, comme le veut Quinton, que le milieu marin est le milieu vital par excellence, le milieu primitif de la cellule et de tous les êtres organisés. On comprend alors que la mer conduise les organismes débilités, déprimés et défaillants à une *véritable régénération*.

Quoiqu'il en soit, il est prouvé, que le séjour au bord de la mer augmente l'appétit, stimule la digestion, provoque un ralentissement des mouvements du cœur et de la respiration, accroît la puissance musculaire, et excite toutes les sécrétions, en particulier la perspiration cutanée et la diurèse.

Les recherches de laboratoire ont montré la puissante action de la cure marine sur la nutrition. Elle produit en effet, d'après Albert Robin et Binet :

1° Une stimulation de l'hématose et de l'hématopoïèse qui se traduit par une augmentation du nombre et de la valeur en hémoglobine des globules rouges ;

2° Une leucocytose plus active ;

3° Une augmentation dans la consommation de l'oxygène et dans l'utilisation de l'oxygène consommé ;

4° Une augmentation dans la consommation des matières albuminoïdes par suite d'une assimilation plus intense ;

5° Une meilleure évolution intra-organique des matières ternaires qui favorise la reminéralisation ;

6° Une meilleure utilisation des phosphates alimentaires ;

7° Une diminution du coefficient de minéralisation azotée c'est-à-dire de la quantité de matières minérales nécessaire pour mobiliser une quantité donnée d'azote organique. Ce fait est encore favorable à la reminéralisation ;

8° Une diminution de l'acide urique avec meilleure solubilisation ;

9° Une suractivité des échanges dans le système nerveux et le système osseux.

En résumé l'action du climat marin est *oxydante, reminéralisante et stimulante des échanges organiques.*

En pratique les enfants et les adultes soumis à la cure marine mangent davantage, engraissent, au bout de peu de temps, sentent leurs forces augmenter et voient leurs tissus se raffermir, leur peau et leurs muqueuses se recolorer, traduisant ainsi un retour progressif à la santé. Rien n'est plus frappant que la transformation d'un enfant pâle et lymphatique de la ville après un séjour de quelques semaines au bord de la mer.

Le médecin a donc en main un puissant agent thérapeutique, qui s'il fait souvent des merveilles peut aussi présenter des dangers lorsqu'on l'utilise inconsidérément. Il importe donc d'établir nettement les **indications** et les contre-indications du traitement marin.

C'est chez les enfants surtout que l'air de la mer exerce avec le plus de rapidité et d'intensité son action tonique et stimulante.

Des recherches qui précèdent il ressort que la cure marine s'adresse par excellence aux *prétuberculeux,* enfants maigres, chétifs, de souche tuberculeuse, à la poitrine étroite et aplatie, débilités par le séjour des villes, et dont le terrain déminéralisé et appauvri a besoin d'une stimulation énergique. Ceux-là trouveront au bord de la mer les forces nécessaires pour lutter victorieusement contre la tuberculose qui les guette.

De même ceux qui sont déjà touchés localement par la tuberculose bénéficient largement des changements que le climat marin apporte à leur nutrition.

La *coxalgie*, les *tumeurs blanches*, le *mal de Pott* et toutes les *tuberculoses osseuses* guérissent au bord de la mer. Malgré l'immobilisation absolue qui est ordinairement nécessaire, l'état général du malade subit toujours une amélioration considérable qui précède et accompagne les progrès de l'état local.

La *tuberculose rénale* tire également un profit manifeste de la cure marine.

Les *adénopathies cervicales*, les *adénopathies trachéo-bronchiques*, diminuent toujours de volume.

Les enfants *rachitiques* subissent à la mer une véritable transformation, leurs os se recalcifient, leurs membres se redressent, leur état général devient excellent.

Les *anémiques* voient leur teint se recolorer et leurs forces revenir avec rapidité.

Les *lymphatiques*, les *scrofuleux*, sont puissamment tonifiés.

Les *adénoïdiens* voient leurs végétations diminuer et disparaître.

Dans les *convalescences des maladies aiguës*, l'action tonique et reconstituante de la cure marine peut rendre les plus grands services. Après une fièvre typhoïde, une grippe, une scarlatine, une diphtérie, le malade trouvera à la mer l'énergique stimulation organique qui est nécessaire au rétablissement de sa santé.

A la suite de la pleurésie en particulier, dont la convalescence est si souvent traînante, ou dans les adénopathies trachéo-bronchiques, suites de coqueluche ou de rougeole l'action spéciale de *prophylaxie antituberculeuse* du climat marin est d'une grande utilité.

En somme la mer est indiquée pour tous les organismes atones, dont les fonctions torpides ont besoin d'être stimulées, chez tous ceux dont la vitalité est amoindrie et déprimée et qui viendront à la mer pour se retremper en quelque sorte dans le milieu marin pour régénérer leurs cellules et raviver leurs organes.

Il existe cependant quelques **contre-indications** formelles au séjour en climat marin, à cause de la stimulation même qu'il provoque, et qui est mal supportée par certains sujets spécialement éréthiques.

Les *affections cutanées prurigineuses* et l'*eczéma* en particulier sont parfois exaspérés au bord de la mer.

Les *asthmatiques* y ont souvent des accès plus fréquents.

La *tuberculose pulmonaire* surtout lorsqu'il y a de la fièvre et des hémoptysies est une contre-indication absolue à la cure marine.

Les *grands nerveux* enfin supportent mal d'ordinaire le voisinage de la mer, et voient leur énervement augmenter et se compliquer d'insomnie. Mais il s'agit là souvent d'un effet passager qui diminue avec l'accoutumance et s'atténue peu à peu. Aussi ce serait une erreur de refuser à tous les nerveux le séjour au bord de la mer, car beaucoup, après une courte période d'adaptation, bénéficient largement de son action tonique.

Les divers facteurs physiques et chimiques que nous venons d'étudier impriment à tout climat marin une caractéristique spéciale qui le différencie nettement du climat continental. Mais les variations dans la quantité et dans la qualité de ces facteurs créent encore des variétés dans les climats marins suivant la situation envisagée le long des côtes de la Manche, de l'Océan ou de la Méditerranée. Le climat de Biarritz n'est pas identique à celui de Berck, et le climat de Nice ne se confond pas avec celui du Havre.

Il importe donc d'étudier en détail pour chaque station maritime les différents éléments qui constituent son climat afin d'en tirer quelques indications particulières pour les malades qui doivent en bénéficier.

La plage du Havre, adossée aux falaises crayeuses qui s'étendent en plateau jusqu'au voisinage de la mer est dirigée dans son ensemble du Nord-Ouest au Sud-Est à partir du cap de la Hève jusqu'à l'embouchure de la Seine. Elle est donc bien exposée au midi et facilement balayée par les vents du large.

Les vents dominants en effet pour le Havre sont les vents d'Ouest, du Nord-Ouest et du Sud-Ouest qui sont des vents marins.

Les brumes et les brouillards ne durent jamais toute une journée et se dissipent en général dans le courant de la matinée.

Les pluies y sont assez abondantes, mais rarement continues, survenant fréquemment par grains, par averses en particulier à l'heure de la marée ; elles sont souvent entrecoupées d'éclaircies de soleil. Il tombe au Havre en moyenne 664 millimètres de pluie chaque année (1). Comme comparaison citons Dunkerque 761, Cherbourg 867, Biarritz 1.067.

Cette quantité de pluie se répartit pour le Havre sur 160 jours par an (154 à Dunkerque, 156 à Cherbourg, 154 à Biarritz).

La pression barométrique moyenne au Havre est de 762 millimètres.

La température moyenne annuelle y est de 11° 1 ; à Dunkerque, elle est de 10° 2 ; à Biarritz, de 13° 8.

---

(1) Tous les chiffres que nous citons ci-après représentent la moyenne de ces trente dernières années établie d'après l'étude des relevés météorologiques publiés par le bureau d'Hygiène du Havre.

La température moyenne de l'hiver est au Havre de 4° 80 ; à Dunkerque, elle est de 3° 75 ; à Biarritz, de 7° 79.

En été, la température moyenne est de 17° 5 au Havre, 15° 5 à Dunkerque, 19° 7 à Biarritz.

L'amplitude de la variation annuelle est donc de 12° 7 au Havre, de 12° 8 à Dunkerque et de 12° à Biarritz.

L'amplitude moyenne de la variation diurne qui traduit la régularité du climat s'obtient par la différence des moyennes des températures maxima et minima chaque mois ou chaque année. On trouvera dans le tableau ci-dessous la comparaison entre l'amplitude de la variation diurne de la température de quelques stations françaises :

	Janvier	Février	Mars	Avril	Mai	Juin	Juillet	Août	Sept.	Octobre	Novemb.	Décemb.
Le Havre...	4.—	4.8	6.2	7.4	7.7	7.8	7.3	7.3	8.—	6.3	4.6	3.9
Dunkerque.	5.34	6.90	7.48	8.06	7.68	8.78	9.12	8.66	8.50	7.66	6.46	5.20
Biarritz	6.51	7.39	7.98	7.45	7.46	7.36	8.09	7.82	7.76	7.46	6.68	6.59
Nice........	9.69	10.76	10.87	11.06	11.17	11.39	11.87	11.83	11.54	10.99	9.84	10.34

On voit d'après ces chiffres que le climat du Havre est essentiellement un climat *tempéré*, *frais* et *régulier*, *modérément venteux*. C'est bien là le climat de la Manche. Il se place au point de vue de ses qualités entre Berck et Biarritz. Moins doux que Biarritz, moins rude que Berck, moins venteux surtout, il sera plus facilement supporté que Berck par les malades nerveux et éréthiques qui se trouveront bien de ses effets toniques.

Ses indications sont celles de tous les climats marins dans la note plutôt stimulante, c'est-à-dire que toutes les tuberculoses locales, le lymphatisme, l'anémie, le rachitisme, la scrofule y seront grandement améliorés.

Seule la tuberculose pulmonaire et les dermatose irritables devront en être sévèrement écartées.

Dr E. Du PASQUIER

LA CURE MARINE

à la Villa " Les Embruns "

I. — DESCRIPTION DE LA VILLA

La villa des Embruns est construite route de la Hève, au pied de la falaise ; elle se trouve tout au fond de l'anse où se joignent les plages Marie-Christine et de Sainte-Adresse, en sorte qu'elle jouit d'une situation tout à fait privilégiée, absolument abritée de tous les vents, par la falaise qui la surplombe en arrière, et la végétation qui l'environne.

Son accès est des plus faciles ; un peu à l'écart de la route, elle est préservée des poussières et du bruit ; et pourtant la ligne de tramways desservant ce quartier a une station à sa porte. Ces tramways, électriques, conduisent directement à l'Hôtel de Ville et à la Gare.

L'exposition générale de la maison est Sud-Sud-Ouest, soit, la plus favorable de toute la côte ; le bâtiment central où nous pénétrerons tout à l'heure, présente l'aspect d'un grand chalet suisse à galeries, flanqué, à chaque angle, d'ailes qui offrent toute exposition particulière que l'on peut désirer. La villa est isolée de tous côtés par des allées, des arbres qui l'entourent, en sorte que l'on ne pourrait y relever la moindre trace d'humidité.

Le portail franchi, nous laissons sur la gauche une large terrasse, située en contre-bas, à l'abri de tout air violent, exposée au midi, où se fait l'acclimatation des malades dans les premiers temps de la cure.

Un perron surélevé donne accès, au premier étage, au vestibule dallé qui ouvre : à droite, sur le palier de l'escalier ; à gauche, sur la salle d'attente à laquelle fait suite le bureau de la directrice, puis un lavabo pour les dortoirs de cet étage.

Dans la salle d'attente, pavée, aux murs vernissés, se trouve l'ascenseur monte-lits.

Une large galerie exposée aux vents du large occupe toute la façade, elle est en partie enfermée dans une verrière close formant bow-window. Sur cette galerie donnent :

au centre, par de larges portes-fenêtres, un grand dortoir garni de hautes glaces, laqué en blanc ;

à gauche, une salle de trois lits, pourvue également de larges portes-fenêtres ; — un nouveau dortoir de trois lits en manière de rotonde dans l'aile Est, dont l'exposition est plein Sud, aéré par tout un côté vitré à trois panneaux ;

à droite et symétriquement, dans l'aile Ouest, la salle à manger spacieuse et largement éclairée.

Le groupement des dortoirs permet d'exercer une surveillance rigoureuse. De chaque pièce, grâce à la disposition des lits, les malades ont vue sur la mer et la rade. Il serait malaisé de trouver une situation meilleure pour jouir du mouvement et de l'animation du port.

De la galerie, deux escaliers symétriques à révolutions conduisent à une terrasse de plein air située à environ 50 mètres de la mer. Des allées sous charmilles, en pente douce, mènent à une deuxième terrasse, dont les vagues viennent, baigner la palissade de clôture.

Au second étage, un long couloir dessert toutes les pièces, qui sont la répétition des salles et dortoirs que nous venons de visiter, exposées généralement S.-S.-O., aérées par de vastes fenêtres et portes-fenêtres :

deux chambres à deux lits avec balcons dans chaque aile ;

deux chambres à deux lits à larges fenêtres ;

une chambre centrale à balcon formant à volonté terrasse d'exposition, également à deux lits.

un water-closet à chaque extrémité du couloir et une salle de bains avec lavabo complètent l'installation.

Le monte-lits est disposé dans une large cage à verrière au centre de la villa sur la façade nord. Il aboutit, au 2ᵉ étage, dans la salle de pansements, munie d'un poste d'eau et de tout le nécessaire pour la confection des appareils plâtrés.

Au 3ᵉ étage sont aménagés les logements du personnel de la villa.

Au rez-de-chaussée, sont placés la cuisine, l'office avec monte-plats permettant le service à chaque étage. Deux salles contiguës sont disposées pour les bains de mer chauds, une autre salle pour les applications diverses de l'eau de mer amenée spécialement d'un réservoir clos situé dans le jardin et muni des filtres convenables.

Le chauffage central à eau chaude donne une distribution générale dans toute la villa ; l'éclairage est électrique ; le gaz est établi à chaque étage.

Un bâtiment annexe a été construit, séparé de l'établissement central, pour recevoir *les malades en externat* ; il se compose d'un élégant pavillon à étage, précédé d'un jardin en terrasse d'exposition. Une entrée particulière sur une rue adjacente permet l'accès direct de l'externat.

On peut aisément prétendre que le but poursuivi par la création de la villa des Embruns a été réalisé au-delà même de toute conception possible, grâce à la situation exceptionnelle au point de vue climatérique de cet établissement.

La maison est ouverte à toutes les personnes, enfants ou adultes, qui ont un bénéfice à retirer de la cure marine. Les enfants sont placés soit dans les dortoirs, soit dans les chambres particulières, et peuvent être accompagnés d'un membre de leur famille ou d'une garde. Leur surveillance est toujours assurée par des sœurs. Ils trouvent aux Embruns, la gaieté, la vie saine de famille, les soins dévoués et attentifs. La proximité du Havre permet de leur procurer toutes les ressources nécessaires à leur instruction.

II. — LES ÉLÉMENTS DE LA CURE MARINE ET LES TRAITEMENTS ADJUVANTS.

« L'inhalation de l'air marin est le trait principal de la médication marine, dont le bain n'est en réalité qu'un des éléments.

L'atmosphère des plages marines se trouve jusqu'à une distance variable, chargée de particules d'eau de mer qu'y apporte, par une véritable pulvérisation de la surface, le mouvement incessant de l'air et de la mer » (1).

Par sa situation, la villa des Embruns remplit les meilleures conditions climatériques au point de vue de la cure marine. Placée dans une sorte de renfoncement de la côte, à l'Est d'une petite pointe sur laquelle est établie la batterie de Sainte-Adresse et qui l'abrite contre les vents Nord Nord-Ouest, dominée par une falaise haute d'une centaine de mètres qui la garantit contre les vents froids de l'Est et du Nord, baignée enfin par la mer dont les vagues viennent fouetter sa terrasse, elle se trouve ainsi tout à la fois, préservée des vents de terre froids et surchargés de poussières, et complètement exposée aux vents du large tonifiants et vivifiants qui viennent imprégner l'atmosphère ambiante de particules d'eau de mer.

La construction de la villa permet aux malades de jouir largement de l'air marin, avec tous ses dortoirs et toutes ses chambres face à la mer, avec ses galeries, partie vitrées, partie découvertes, où l'on peut facilement rouler les lits des malades, et ses trois grandes terrasses de plein air.

(1) Lefort. — *Annales de la Société d'Hydrologie médicale de Paris.*

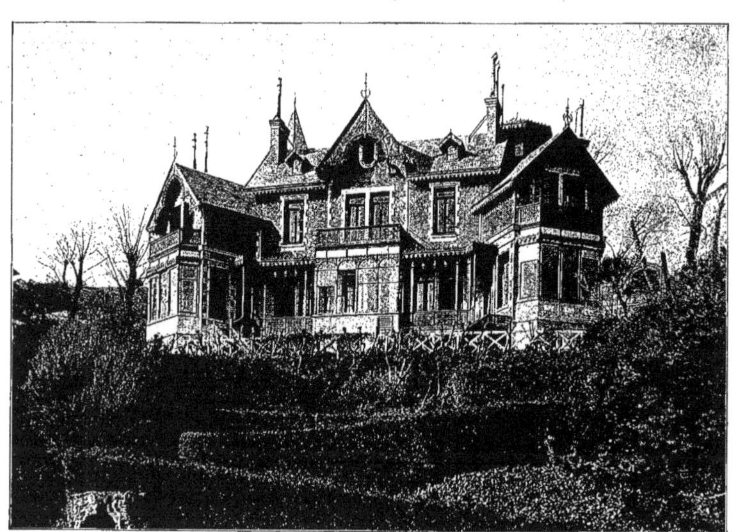

Villa " LES EMBRUNS " vue de la mer.

Pour compléter cette installation modèle, il était nécessaire de prévoir un mode convenable d'acclimatation des malades à l'air marin, de garantir les habitants des Embruns de toute contagion possible, grâce à un moyen efficace d'isolement, et d'obvier enfin, aux inconvénients de la suraération, qui est dans certains cas, un obstacle momentané à la continuation de la cure marine. Ce triple objectif est atteint, grâce à une organisation connexe qui est la Maison de Santé des Ormeaux.

Située à mi-hauteur des collines qui bordent Le Havre et tracent le cours sinueux de la Seine, la maison chirurgicale des Ormeaux se trouve aussi loin que possible de la mer, tout en restant en communication directe par plusieurs lignes de tramways avec la plage de Sainte-Adresse et la villa des Embruns. Elle possède une organisation chirurgicale de premier ordre, un personnel religieux expérimenté, et un pavillon spécialement affecté à l'acclimatation des malades ou à leur isolement.

×××

A côté des trois facteurs essentiels de la Thalassothérapie : l'air, l'eau et la lumière, il existe toute une série de moyens thérapeutiques à la disposition des malades traités aux Embruns, ce sont : *le massage, l'électricité, la mécanothérapie, la gymnastique orthopédique, la radiographie, la confection et les applications d'appareils orthopédiques en plâtre, en celluloïd ou en cuir moulé.*

×××

Au cours d'une cure marine, il ne faut pas perdre de vue que le régime alimentaire peut favoriser dans une large mesure la reminéralisation organique qui marche toujours de pair avec l'amélioration de la nutrition générale en rendant aux tissus sous une forme assimilable les éléments minéraux qu'ils ont perdus.

Il convient de faire entrer dans le régime : la viande, le poisson, les œufs et les légumes en insistant sur les hydrates de carbone (féculents, beurre, sucre) qui, à l'aide des diastases assurent la nutrition inorganique. (A. Robin).

La reminéralisation est impossible chaque fois qu'il existe dans l'organisme par suite de troubles digestifs ou d'une mauvaise alimentation, une fabrique permanente d'acides. Aussi faut-il bannir tous les aliments acides ou susceptibles de fermenter facilement, tels que les fruits crùs, les salades, les fromages faits, les sauces grasses et les fritures.

Enfin, tandis que certaines boissons comme le vin, la bière et le cidre nuisent à la reminéralisation, d'autres au contraire la favorisent, comme les eaux minérales bicarbonatées calciques prises en mangeant et dans l'intervalle des repas.

Ces quelques exemples montrent combien il est indispensable que l'ordonnance des régimes alimentaires soit placée sous la surveillance éclairée d'un médecin. L'organisation des Embruns a su parfaitement remplir cette indication.

III. — L'EAU DE MER CHAUDE

La villa possède une installation complète d'Hydrothérapie marine. Sa situation au bord même de la mer, rend très facile l'emploi des bains de mer froids ; malheureusement, le bain froid n'est possible que pendant quelques mois de l'année ; les malades immobilisés ne peuvent pas en bénéficier, et il est en outre contre-indiqué chez les enfants au-dessous de 4 ans, chez les cardiaques, les rhumatisants et les goutteux.

Nous ne nous occuperons donc ici que de l'action physiologique de l'eau de mer chaude, et de ses applications thérapeutiques.

Action physiologique de l'eau chaude en général. — Le bain chaud exerce une *action sédative* très marquée. Heyman et Krebs soutiennent que les terminaisons nerveuses s'imbibent d'eau et que leur sensibilité s'émousse ainsi. Kölliker a montré qu'un nerf baignant dans l'eau chaude perdait sa sensibilité plus rapidement qu'un nerf exposé à l'air.

Les travaux d'Oliver ont mis en lumière l'action des bains chauds sur l'appareil vaso-moteur. C'est ainsi qu'il a montré que l'immersion dans un bain entre 38° et 40°, amenait rapidement une diminution de calibre de l'artère radiale, et *un abaissement de la tension artérielle*, en déterminant une prompte dilatation des artérioles de la peau.

Le bain chaud *accélère le pouls, amplifie la respiration, et active les échanges nutritifs.*

Action physiologique particulière de l'eau de mer chaude.— L'adhésion des sels marins à la peau, assure après la cessation du bain une irrigation plus abondante des tissus superficiels du corps par le sang (Glase).

Le bain chaud d'eau de mer *active les échanges* généraux de l'organisme, et spécialement ceux des matières albuminoïdes dont il active aussi l'oxydation ; il diminue *la désassimilation* des organes riches en phosphore, et favorise *l'élimination de l'acide urique.* Aussi, dès les premières applications hydrothérapiques, voit-on le relèvement de l'organisme commencer : *l'appétit* s'éveille, *la secrétion urinaire* est plus abondante, et *l'élimination des phosphates* diminue rapidement.

Applications thérapeutiques de l'eau de mer chaude. — La balnéation par l'eau de mer chaude vient à propos, renforcer la cure d'aération, dans le traitement des affections indiquées au cours du chapitre consacré au climat marin et qui sont : *l'anémie, la scrofule, le lymphatisme, les manifestations ostéo-articulaires du rachitisme et de la tuberculose, les adénopathies, les convalescences de maladies aigües*, etc.

Le bain de mer chaud exerce en outre une action toute particulière dans certaines affections de *l'appareil utérin,* dans quelques maladies de *la peau,* dans les *fractures, les raideurs articulaires* et le *rhumatisme chronique.*

L'hydrothérapie marine peut rendre les plus grands services *en gynécologie* : elle améliore rapidement l'état général en favorisant les phénomènes nutritifs, et exerce une action sédative sur le système nerveux ; localement, elle active la circulation et favorise la résorption des produits plastiques. On obtient ainsi des résultats très appréciables dans la *cellulite pelvienne, les métro-salpingites, les adhérences post-opératoires, les fibrômes* depuis quelques temps opérés.

Le demi bain de mer chaud à 38° agit souvent merveilleusement dans *l'aménorrhée et la dysménorrhée* qui sont des affections communes chez les lymphatiques, les chloro-anémiques, et chez certaines névropathiques.

Les *vulvites* des petites filles sont également justiciables du même traitement.

Parmi les *maladies de la peau* justiciables des bains de mer nous citerons les scrofulides et surtout le prurigo de Hébra. C'est en Amérique que la cure marine a été appliquée avec succès à cette dernière affection si rebelle à tous les traitements.

Le traitement marin, reminéralisant par excellence, active la formation du cal dans les *fractures.* La balnéation chaude favorise la disparition des œdèmes et des raideurs articulaires.

Les principales indications thérapeutiques du traitement du *rhumatisme chronique,* sont remplies par le bain de mer chaud, qui active la résolution des épanchements intra et péri-articulaires, diminue la douleur en même temps qu'il fait disparaître progressivement l'état d'anémie dans lequel se trouve invariablement le malade rhumatisant.

Dʳ Cl. de BOSSIÈRE.

L'EAU DE MER PURE

EN THALASSOTHÉRAPIE

Etude faite sur la Plage de Sainte-Adresse

Nous avons été chargés, en Janvier 1911, d'étudier dans tous leurs détails les meilleurs moyens de puiser de l'eau de mer pure en face de la villa des Embruns. Le point exact où devait se faire l'aspiration est situé à 32 mètres de la limite Sud de la propriété, sur la face Est d'un épi qui part de l'angle Sud-Ouest du jardin de la villa. Un délai de trois mois nous était accordé pour remettre les conclusions de notre travail.

Le point assigné est géographiquement situé à Sainte-Adresse, sur le littoral Sud du cap de la Hève, par 2° 15' 10" de longitude Ouest de Paris et 49° 30' 8" de latitude Nord.

A priori, nous avons pensé que l'eau de l'estuaire était contaminée, que cette contamination variait suivant un certain nombre de facteurs, dont le principal était l'heure de la marée, enfin, qu'il serait nécessaire de filtrer l'eau de mer avant son emploi.

Nous espérions être guidés dans nos recherches par des travaux antérieurs ayant un caractère scientifique. Malheureusement nous n'avons trouvé nulle part trace de ces travaux.

Bien que l'eau de mer chaude soit une méthode thérapeutique fréquemment employée, on ne s'est jamais occupé de sa teneur en corps étrangers et notamment en bactéries. Dans presque tous les cas on se contente de puiser le liquide dans des tonneaux, ou à l'aide de pompes grossières, et son échauffement est obtenu par l'adjonction d'eau douce à haute température.

Notre mission devait être interprétée d'une manière essentiellement différente, nous devions puiser l'eau de mer par des moyens mécaniques

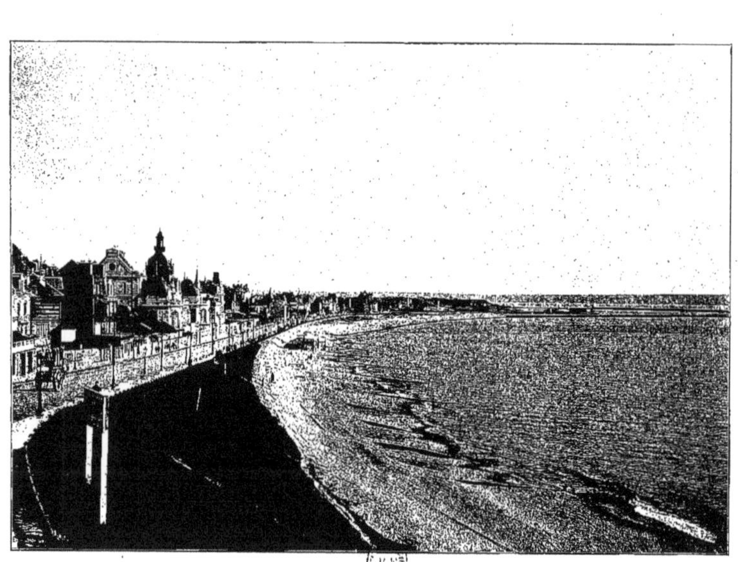

LE HAVRE. — Le Boulevard Maritime vu de la villa " LES EMBRUNS ".

sûrs, assurer son asepsie, et l'échauffer au degré voulu sans adjonction de liquide étranger.

Composition de l'eau de mer. — La filtration de l'eau de mer est incomparablement plus difficile que celle de n'importe quelle eau douce. Cela vient de sa composition complexe. Elle contient en effet des éléments inorganiques. des détritus organiques, des éléments vivants.

Sur 1.000 parties d'eau on trouve, d'après Lapparent (1), de 33,5 à 37,5 de sels dissous, parmi lesquels le chlorure de sodium entre à lui seul pour 27 parties. Le reste se compose de chlorures de magnésium et de potassium, de sulfates de magnésie et de chaux, de carbonates de chaux, de bromure de magnésium, enfin d'iode avec quelques traces d'argent et même de cuivre. Cette quantité de sels dissous varie suivant les points considérés. D'après Hérubel (2) les eaux du plateau continental (Manche et Atlantique français) contiennent de 34 à 35 gr. de sels, la Méditerranée 39, la mer du Nord de 32 à 35 suivant le point considéré, les bancs de Terre-Neuve de 26 à 32, les bancs d'Islande environ 35, le banc atlanto-saharien : au large 37,04 et la baie du Lévrier de 38 à 41.

Dittmar, cité par Lapparent, donne pour 100 parties de sels dissous dans l'eau de mer : 77,758. NaCl ; 10,878. MgCl ; 4,737. MgSO^4 ; 3,6. CaSO^4 ; 2,465. K^2 SO^4 ; 0,217. MgBr ; 0,345. CaCO^3 . (3).

Les échantillons prélevés par nous au point d'aspiration ont été analysés par M. Gattiker ; ils présentent deux caractéristiques : une forte salinité (en moyenne 28,08 de chlorure de sodium), et une grande constance de cette salinité. L'analyse complète faite par M. Gattiker donne le tableau suivant :

Sulfate de calcium..........	1 gr. 35	par litre
Sulfate de magnésium.......	2 » 30	»
Chlorure de magnésium.....	3 » 51	»
Chlorure de sodium.........	26 » 3	»
Carbonate de chaux.........	0 » 035	»
Non dosés divers	1 » 505	»
Eau......................	987 » 1	»

1022 gr. 1

(1) Traité de Géologie, Paris, Masson 1906, tome 1, page 118.

(2) *Pêches Maritimes*, Paris, Guilmoto 1911, page 43.

(3) Ces chiffres rapportés à 1000 parties d'eau de mer contenant 35 de sels dissous deviennent les suivants : (le chiffre de 35 représente la quantité moyenne de sels dissous à notre point d'aspiration).

Chlorure de sodium	27,215	Sulfate de potasse	0,862
Chlorure de magnésium	3,807	Bromure de magnésium	0,075
Sulfate de magnésie	1,667	Carbonate de chaux	0,120
Sulfate de chaux	1,260		

On doit conclure de ces chiffres qu'au point considéré le mélange d'eau douce et d'eau de mer est pratiquement nul et qu'il est inutile de faire entrer en ligne de compte la masse de matériaux organiques charriée par la Seine. Tout se passe sensiblement comme si l'on puisait de l'eau de mer dans une crique quelconque au voisinage d'un lieu contaminé.

Si, abandonnant pour un instant notre point d'aspiration, nous recherchons la salinité du reste de l'estuaire, nous trouvons des chiffres très variables suivant l'endroit où l'eau est puisée et le moment de la marée. D'après Bouquet de la Grye (1), à Honfleur, l'apport d'eau douce de la Seine fait passer la densité de l'eau de mer de 1,028 à 1,012. En se reportant aux tableaux d'Hérubel, on trouve que 1,028 correspond à 39,3 de sels dissous et 1,012 à environ 17 grammes de sels. En fait, nos recherches personnelles ont prouvé que de l'eau puisée à marée haute en face du phare de l'hospice à Honfleur a une salinité en chlorure de sodium de 12 et qu'un autre échantillon puisé de l'autre côté de la Seine, près de la digue Saint-Jean, contenait 13 grammes du même sel. On voit donc que la baie de Sainte-Adresse, dans laquelle se trouve notre point d'aspiration d'eau, est heureusement privilégiée et qu'à cet endroit nous n'avons à tenir compte ni de la dilution par l'eau douce, ni de l'immense apport de matières organiques fait par la Seine.

Nous avons dit plus haut que l'eau de mer contenait des détritus organiques. Ce sont là des éléments faciles à arrêter par les filtres et dont le seul inconvénient serait, en mettant les choses au pire, de faciliter des fermentations secondaires si l'on s'avisait de conserver de l'eau de mer non filtrée.

Bien plus intéressante est l'immense quantité de matières organiques vivantes charriées par l'eau de mer. Elle constitue ce que l'on appelle le plankton. C'est un ensemble hétérogène comprenant des êtres adultes très petits, végétaux et animaux les plus divers, qui, bien que possédant parfois un mouvement propre, sont entraînés par la masse des eaux. C'est une véritable émulsion vivante qui, par les jours de calme et de chaleur monte en nappe épaisse à la surface, lui donnant cet aspect onctueux que l'on appelle vulgairement « mer d'huile ». On jugera de l'importance de cette formation si l'on tient compte : 1° que la plupart des êtres du plankton y demeurent toute leur existence ; 2° que presque tous les êtres marins, quels qu'ils soient : coraux, étoiles de mer, oursins, vers, mollusques, poissons, errent dans le plankton durant leur toute première jeunesse ; 3° Que le plankton végétal, de beaucoup le plus nombreux, transforme en substances vivantes les substances inorganiques de l'océan ; c'est lui qui, avec les sels dissous dans l'eau, fait de la vie et sert de nourriture à toute la population animale des mers.

(1) Guède, la Géologie, Paris, Schleicher, page 50.

Le plankton végétal est composé de bactéries et d'algues adultes microscopiques (Diatomées, Péridiniens, Cyanophycées).

Le plankton animal est composé de petits êtres microscopiques appartenant tous aux Protozaires, ciliés ou flagellés (Radiolaires et Globigérines). On y trouve aussi d'immenses quantités de petits crustacés visibles à l'œil nu et en particulier de Copépodes. Enfin on doit considérer comme en faisant partie les œufs et les larves de presque tous les invertébrés marins, ainsi que les œufs, les larves et les alevins de beaucoup de poissons.

La numération des unités planktoniques donne des résultats très différents suivant le point considéré, la saison, la température, l'état de la mer. Dans une expérience citée par Hérubel, on a filtré 2 mètres cubes d'eau de mer ; on a trouvé dans le résidu du filtre 5 millions de péridiniens, 630.000 diatomées, 80.000 copépodes et 65.000 animaux divers. Dans un autre cas emprunté au même auteur, dans une colonne d'eau de 18 mètres et de 1 mètre carré de section, on a trouvé 5 litres 1/2 de gelée vivante comprenant 8.200 millions de bactéries. Or cette prise avait été faite dans une baie riche en poissons mais sans contamination urbaine.

De ces notions malheureusement trop écourtées sur la constitution du plankton, on doit conclure, en premier lieu, que l'eau de mer, en dehors de toute contamination par l'homme, contient un nombre énorme de bactéries ; et, en second lieu, que toute cette gelée vivante constitue un élément de difficulté inconnu dans les filtrations ordinaires et très inquiétant dès qu'il s'agit d'assurer cette chose tout à fait nouvelle : une bonne filtration de l'eau de mer.

Nous n'avons pas fait au niveau de notre point d'aspiration de recherches pélagiques sur la richesse en plankton. Mais Hérubel nous a assuré que dans l'estuaire très poissonneux de la Seine, cette richesse était extrême.

Les facteurs de contamination. — Lorsqu'on jette les yeux sur une carte, on voit que l'estuaire de la Seine a la forme d'un triangle dont le sommet reçoit à l'Est la Seine et dont la base est largement ouverte vers la haute mer. La Seine représente l'élément de contamination le plus important, mais il est à noter qu'elle est refoulée à marée haute par l'énorme quantité d'eau qui pénètre dans l'estuaire, et qu'à marée basse elle coule le long des côtes du Calvados dans un chenal limité au Nord par une double crête constituée en premier lieu par le Ratier et les Ratelets et en second lieu par le banc d'Amfard. Il en résulte que le mélange entre les eaux de la Seine et l'eau de mer est peu important dans la baie de Sainte-Adresse, en sorte que pratiquement on ne doit pas dans notre cas particulier faire jouer un rôle important de contamination à la Seine. On doit noter cependant que des courants marins de densité et de températures différentes ont entre eux des échanges importants. Ces échanges se font suivant la loi de Marsigli qu'il serait oiseux d'exposer ici.

Des autres causes de contamination, les unes sont sur le rivage Nord, les autres sur le rivage Sud de l'estuaire. Au Nord c'est principalement l'avant-port, et accessoirement les dégorgements d'eaux usées qui se font par des buses ou des conduites privées dans la baie de Sainte-Adresse. Mais il ne suffit pas de tenir compte de ces écoulements d'eau faciles à reconnaître et à surveiller. Il y a tout le long de la baie de Sainte-Adresse et jusque tout près du cap de la Hève une cause de contamination plus importante parce que moins connue. C'est l'écoulement à marée basse d'une véritable nappe liquide qui sort de toutes parts à travers les galets.

L'histoire de cette nappe liquide a été faite par Lennier (1). Cet auteur a montré que le cap de la Hève élevé de 100 à 115 mètres au-dessus du niveau de la mer est formé à la base par les argiles kimméridiennes qui s'élèvent jusqu'à 7 mètres au-dessus du niveau de la mer et constituent une terrasse avancée de 100 à 150 mètres. A la surface de ces argiles, se montre une petite nappe aquifère, et au-dessus, une assise sableuse plus ou moins ferrugineuse, épaisse de 15 à 20 mètres ; enfin, au-dessus des sables, tous les autres éléments du crétacé. C'est à l'union du kimméridge et du crétacé, dans la couche aquifère susdite, que se rassemblent toutes les eaux souterraines de la région. Il ne peut en être autrement car l'argile kimméridienne est imperméable alors que le crétacé sus-jacent est semé de failles qui permettent le libre écoulement des eaux. La hauteur de 7 mètres fixée par Lennier à l'émergence du kimméridge est vraie pour l'extrémité du cap, mais inexacte pour notre point d'aspiration. Là, l'action combinée des eaux et du travail humain a constitué un talus en pente donce qui mène insensiblement vers l'argile du fond de l'estuaire. Le long du littoral, les galets et les sables se sont déposés, et c'est de leur masse que sourd la nappe liquide qui glisse sur le kimméridge.

Nous avons fait en neuf points de la baie de Sainte-Adresse des prises du liquide de la couche aquifère à marée basse. Sa contamination est d'une manière constante très élevée, en sorte que l'on comprend pourquoi, étant donné l'étendue de plusieurs kilomètres de cette nappe, étant donné surtout sa contamination par les habitations du littoral et la vallée voisine, nous la considérons comme le facteur le plus important d'inoculation des eaux de la baie de Sainte-Adresse.

L'infection issue de la côte Sud de l'estuaire ne nous intéresse en aucune façon, à cause du régime d'écoulement de la Seine dont nous avons parlé précédemment. Nous n'avons fait qu'une seule prise sur ce

(1) G. Lennier, *Etudes Géologiques et Paléontologiques sur l'embouchure de la Seine et les falaises de Haute-Normandie,* le Havre, Costey, page 236.

littoral, à Honfleur, au niveau du phare de l'hospice. Cette prise nous a montré que la pollution des eaux était extrême.

Les courants. — Notre travail a débuté par l'examen de la teneur en bactéries de prises d'eau faites tout le long de la baie de Sainte-Adresse au moment de la pleine mer.

Trois ordres de bactéries nous intéressaient : 1º les saprophytes qui poussent aisément sur la gélatine à 20 degrés ; 2º les bactéries dont les conditions biologiques ressemblent à celles de l'organisme humain et qui poussent aisément sur la gélose à 37 degrés ; 3º les bactéries pathogènes proprement dites, dont la seule accessible à nos moyens de recherches était le coli. Nous nous contentâmes pour cette série de prises de faire des ensemencements sur gélose à 37 degrés. Ils nous donnèrent une moyenne de 3,000 bactéries par cc, avec une légère augmentation du côté du Havre et une légère diminution du côté de Sainte-Adresse.

Ces chiffres obtenus à marée haute sont intéressants à rapprocher des chiffres trouvés avec de l'eau puisée dans l'avant-port par MM. Loir et Legangneux (1). Ces auteurs trouvèrent le 24 octobre à la pleine mer une moyenne de 7,000 bactéries. La différence entre les chiffres montre le rôle important joué dans la contamination par les eaux issues de l'avant-port.

Cette base d'une moyenne de 3,000 bactéries à la pleine mer étant acquise, il nous restait à en étudier les variations aux différentes heures de la marée de manière à déterminer le moment où la teneur en bactéries est la plus faible. Ce moment était indispensable à connaître afin d'infecter peu rapidement nos filtres ; mais il devait être choisi de telle sorte que l'aspiration fut possible, c'est-à-dire que notre conduite de 32 mètres plongeât dans le liquide.

A priori, en mettant de côté toute notion particulière sur les courants, il était logique d'admettre que la marée montante refoulait en masse vers le fond de l'estuaire les eaux contaminées, et que plus l'on se rapprocherait pour les prises de la pleine mer, plus l'eau serait pure. Le renversement de marée apparaissait au contraire comme peu favorable, car avec lui toutes les eaux contaminées refoulées par la marée montante devaient repasser devant nous.

Une étude très succinte des courants nous montra que cette manière d'envisager les choses était complètement erronée.

Nous avions à notre disposition trois ordres de documents : 1º les *Instructions Nautiques sur la côte Nord de France, de la pointe de Penmarch à la frontière de Belgique.* (Imprimerie Nationale 1897) ; 2º les cartes des courants de la Manche du service hydrographique de

(1) *Bulletin mensuel du Bureau d'hygiène*, Le Havre, Janvier 1911.

la marine (1891) ; 3º des renseignements oraux et écrits dûs à la bien-
veillance de M. le Commandant Caill, chef du pilotage de la Seine.

On peut les résumer comme suit :

Le courant de flot qui au moment de la marée montante vient buter
sur le Cap d'Antifer, se partage en deux branches dont une court au

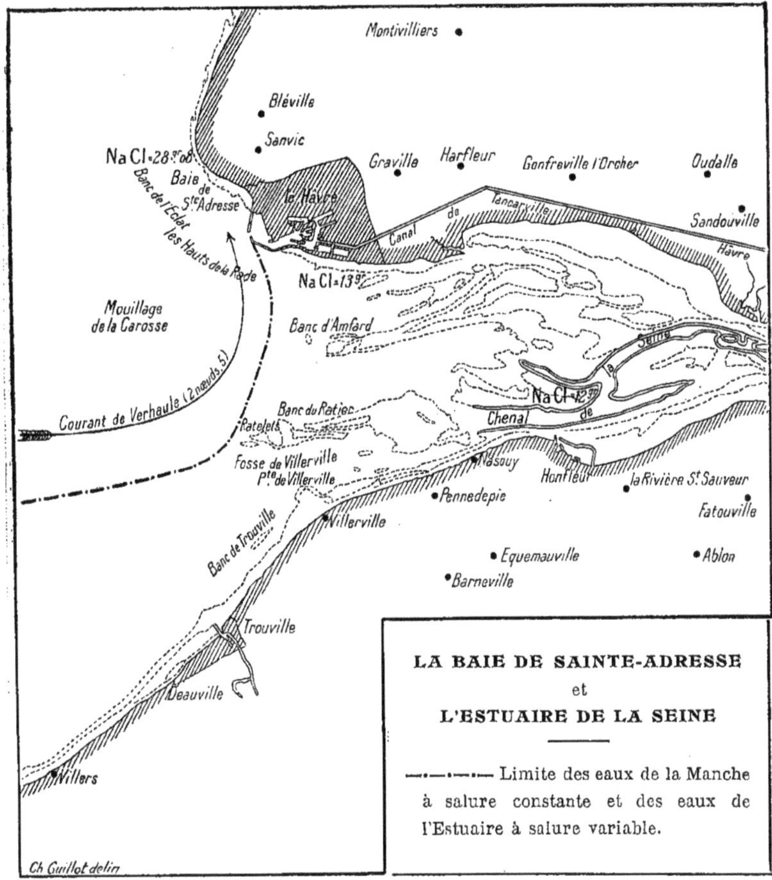

S.S.E. et contribue, avec le courant de flot venant de la côte Sud, à ali-
menter l'estuaire de la Seine. Le premier de ces courants est plus direct
et possède l'avance à l'entrée du chenal, qu'il aborde une heure après la
basse mer du Havre en morte-eau et 1 heure 45 en vive-eau ; mais il est
bientôt rejoint et dévié par l'autre ; la résultante de ces deux directións
porte d'abord à l'E.S.E. et peu après à l'E.q.S.E. La violence du courant
augmente alors rapidement et lorsqu'elle atteint son maximum qui est
de 6 à 7 nœuds, les eaux se dirigent franchement à l'Est. Continuant sa

rotation, le courant de flot porte à l'E.N.E. au moment du plein au Havre; mais sa vitesse est alors bien ralentie. Il tourne ensuite au N.E. puis au N. et enfin au N.O. qui est la direction du courant de jusant. Le plein courant jusant porte à l'O.N.O.

Une dérogation très importante pour nous existe à cette loi générale des courants dans l'estuaire. Alors que dans l'ensemble, le flot porte à l'E. ou l'E.N.E., une partie de celui-ci se réfléchissant sur les ouvrages du Havre suit une marche récurante qui lui fait balayer le rivage Nord de l'estuaire. C'est le courant de Verhaule. Il commence 1 heure 50 avant la pleine mer.

L'importance de ce courant n'échappera pas si l'on songe que son action principale est de rabattre aux environs de notre point d'aspiration une partie des eaux contaminées issues de l'avant-port ou de la partie Est de la baie de Sainte-Adresse. On devait conclure de cette rapide étude que les eaux très pures au début du flot devaient commencer à se contaminer 1 heure 50 environ avant la pleine mer, et qu'à partir de ce moment cette contamination devait avoir une tendance à croître au fur et à mesure que repasseraient devant notre point d'aspiration les eaux contaminées dans le fond de l'estuaire.

Des recherches bactériologiques nous ont montré que cette conception n'est qu'approximativement conforme à la vérité. Pour le savoir exactement nous avons fait des prises en séries, heure par heure, depuis quatre heures avant la pleine mer jusqu'à une heure après. Chacune des prises était faite en double échantillon, l'un en flacon stérile destiné aux ensemencements, l'autre en flacon non stérile destiné à la détermination de NaCl. Cette détermination avait pour but de nous avertir de l'introduction d'une quantité appréciable d'eau différente de l'eau de mer. Disons tout de suite que la quantité de NaCl s'est montrée dans les analyses pratiquées par M. Gattiker d'une constance remarquable, ce qui constitue une précieuse vérification de cette notion qu'il n'y a pas dans la baie de Sainte-Adresse d'introduction d'eau douce chimiquement appréciable. Ainsi que nous l'avons dit, les ensemencements ont été faits pour chaque échantillon à trois points de vue :

1° Recherche sur gélose à 37° des bactéries susceptibles de se développer sur l'organisme humain ;

2° Recherche sur gélatine à 20° des saprophytes ;

3° Recherche par la méthode très sensible de Salkowski de traces d'indol révélatrices de la présence du coli.

Il est à noter que les échantillons destinés à l'ensemencement étaient, pour éviter toute autoculture, conservés dans la glace depuis la prise jusqu'à l'ensemencement.

Voici deux expériences qui montrent d'une façon très claire la marche du phénomène:

Marée du 19 Avril 1911, pleine mer : midi 5.

(Ensemencement sur gélose à 37° d'un cc d'une dilution au 100e par plaque).

8 h. 5	100 bactéries	coli
9 h. 5	1700 »	coli
10 h. 5	3000 »	coli
11 h. 5	2700 »	coli
midi 5 (pleine mer)	1600 »	coli
1 h. 5	300 »	absence de coli

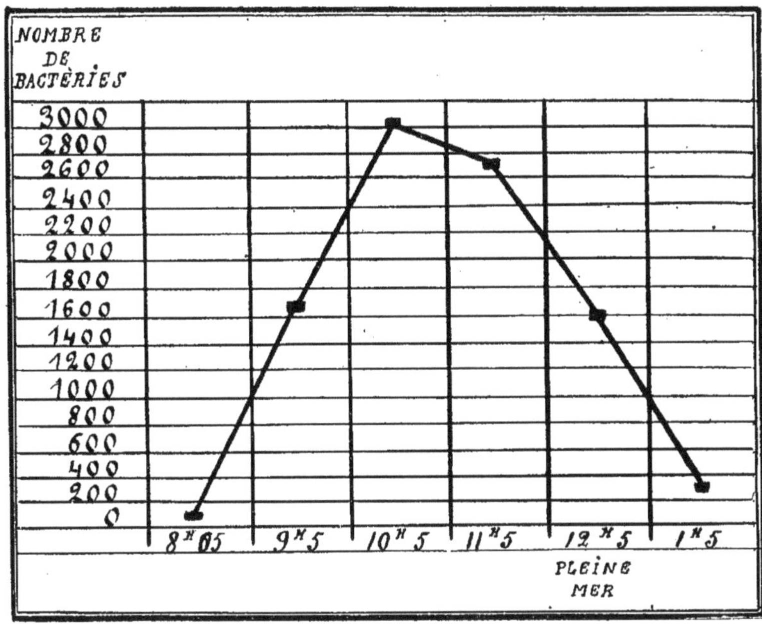

Graphique de l'expérience du 19 Avril 1911.

Marée du 27 Avril 1911, pleine mer : 8 heures 28 du soir.

(Ensemencement sur gélatine à 20° d'un cc d'une dilution au 50e par plaque).

3 h. 28	100 bactéries	coli
4 h. 28	0 »	absence de coli
5 h. 28	50 »	absence de coli
6 h. 28	200 »	coli
7 h. 28	plus de 700 »	coli
8 h. 28 (pleine mer)	plus de 550 »	coli
9 h. 28	70 »	absence de coli

On doit tirer de ces chiffres les conclusions suivantes : 1° le coli est constant dans la baie de Sainte-Adresse sauf peut-être dans l'heure ou dans les deux heures qui suivent la pleine mer; 2° le nombre des bactéries, qu'elles soient cultivées sur gélose ou qu'elles soient cultivées sur gélatine, va croissant depuis quatre heures avant la pleine mer jusqu'à une heure avant. Au moment de la pleine mer il se fait une diminution sensible, puis une chute brusque une heure après.

On doit donc pour être logique puiser l'eau soit quatre heures avant la pleine mer, soit une heure après. Dans le premier cas, nous sommes en dehors des conditions du problème, car quatre heures avant la pleine mer, notre crépine d'aspiration ne plonge pas dans l'eau de mer. Au contraire, une heure après, nous sommes dans d'excellentes conditions pour faire fonctionner nos pompes.

Si maintenant on nous demande pourquoi l'augmentation du nombre des bactéries commence très nettement avant l'établissement du courant de Verhaule, nous avouons ne pas avoir établi une théorie reposant sur des bases certaines. Le fait en lui-même nous a suffi. Pour ceux qui aiment les hypothèses en voici une : quatre heures avant la pleine mer la couche aquifère que nous avons vu jouer le principal rôle dans la contamination a émis dans les heures qui précèdent la presque totalité des souillures qu'elle contenait, c'est pourquoi l'eau du rivage n'étant plus contaminée, et recevant un apport du large, est très pure. Plus tard l'eau en montant s'avance sur les parties de glaise, de sable, puis de galet, au niveau desquelles le contenu de la couche aquifère s'est épanché. En progressant, la mer pousse vers le rivage les bactéries qui se sont déposées. Il n'y a pas à compter sur un entraînement rapide de l'Ouest à l'Est par la marée montante, car la courbe de la baie de Sainte-Adresse, orientée par sa concavité au Sud-Ouest, est peu favorable à un rapide courant de flot. Il se fait à son fond un tassement qui immobilise les eaux littorales. Il faut le puissant courant de Verhaule pour mettre réellement en mouvement les eaux de la baie. A son début, nous l'avons vu plus haut, le courant de Verhaule charrie lui aussi, dans une certaine mesure, des eaux contaminées. Ce n'est que vers le moment de la pleine mer que les eaux pures, venues du large et réfléchies par les ouvrages du Havre, ont enfin fait passer devant notre point d'aspiration tout ce qui contaminait la baie de Sainte-Adresse; en sorte que dans l'heure qui suit, l'eau est faiblement bactérienne et très conforme aux conditions que nous nous sommes posées pour l'aspiration.

Filtration. — Après divers essais, nous nous sommes arrêtés aux filtres composés de sable fin et de gravier étudiés pour la filtration des eaux contaminées par M. le Dr Pottevin. M. Sanarens a bien voulu nous donner à ce point de vue tous les renseignements utiles et construire de ses propres mains nos premiers filtres.

L'appareil définitif destiné à filtrer l'eau de mer se compose de trois réservoirs en ciment armé. Le premier de 1500 litres reçoit par l'intermédiaire d'une pompe centrifuge électrique à gros débit l'eau aspirée à travers une canalisation en plomb. Son fond est filtrant, c'est-à-dire qu'il est recouvert d'une couche de 45 centimètres de gravier fin, interrompue à l'union de son tiers supérieur avec ses 2/3 inférieurs par une mince couche de sable de mer. Cette couche est destinée à arrêter le plankton.

De ce premier réservoir, l'eau passe dans un second bassin filtrant dont le fond est garni d'une épaisseur de 50 centimètres de sable fin. Pour éviter les entraînements de sable, le fond du filtre est constitué par une série de couches de gravier disposées par ordre de taille croissant depuis le sable jusqu'au fond du réservoir.

Au sortir de ce second filtre, le liquide tombe dans un récipient d'une contenance de 3 mètres cubes, fermé de toutes parts et maintenu à une température constante, pour empêcher l'autoculture, par ce fait qu'il est enfoncé dans le sol.

A partir de ce point, et suivant les besoins, une seconde pompe centrifuge, mue électriquement, refoule le liquide dans les bacs où se fait l'échauffement.

Echauffement. — Les bacs destinés à porter l'eau de mer à la température voulue sont en bois peint afin d'éviter les pertes de calorique par conductibilité et par rayonnement. La chaleur est fournie par un serpentin en cuivre dans lequel se fait, par le mécanisme du thermosiphon, une circulation d'eau chaude venant d'une chaudière spéciale.

L'abaissement de température des bains au degré désiré par le médecin, est obtenu grâce à un récipient spécial plein d'eau de mer filtrée froide. On évite ainsi la dilution par de l'eau douce, si fâcheuse lorsque l'on cherche des résultats thérapeutiques précis.

Il nous reste à donner sur l'appareillage quelques détails succincts :

1° Au point d'aspiration de l'eau de mer, une crépine empêche la pénétration des corps étrangers ;

2° Le tuyau d'aspiration extérieur à la villa est en fonte, de manière à déjouer toute tentative de vol ;

3° Toute la tuyauterie destinée à l'eau de mer froide est en plomb ;

4° Toute la tuyauterie destinée à l'eau de mer chaude est en cuivre ;

5° Les robinets de distribution d'eau de mer chaude sont en bronze ;

6° Des dispositifs spéciaux ont permis la suppression de tout robinet dans la partie qui est en rapport avec l'eau de mer froide ;

7° Les axes des pompes et leurs coussinets sont en bronze, leurs autres parties sont en fonte peinte ;

8° La commande des pompes, c'est-à-dire leur mise en marche et leur arrêt, se fait à distance ;

9° Un dispositif spécial permet de réamorcer les pompes centrifuges au cas où leur clapet d'aspiration ne serait pas étanche.

Un appareillage filtrant de ce genre arrête complètement le coli.

La désinfection des filtres se fait à l'aide d'aldéhyde formique.

Il est indispensable chaque semaine de vérifier par des ensemencements le bon fonctionnement des filtres.

Maurice GUILLOT et Maurice DAUFRESNE.

IMP. DU HAVRE-ÉCLAIR

91, boulevard de Strasbourg

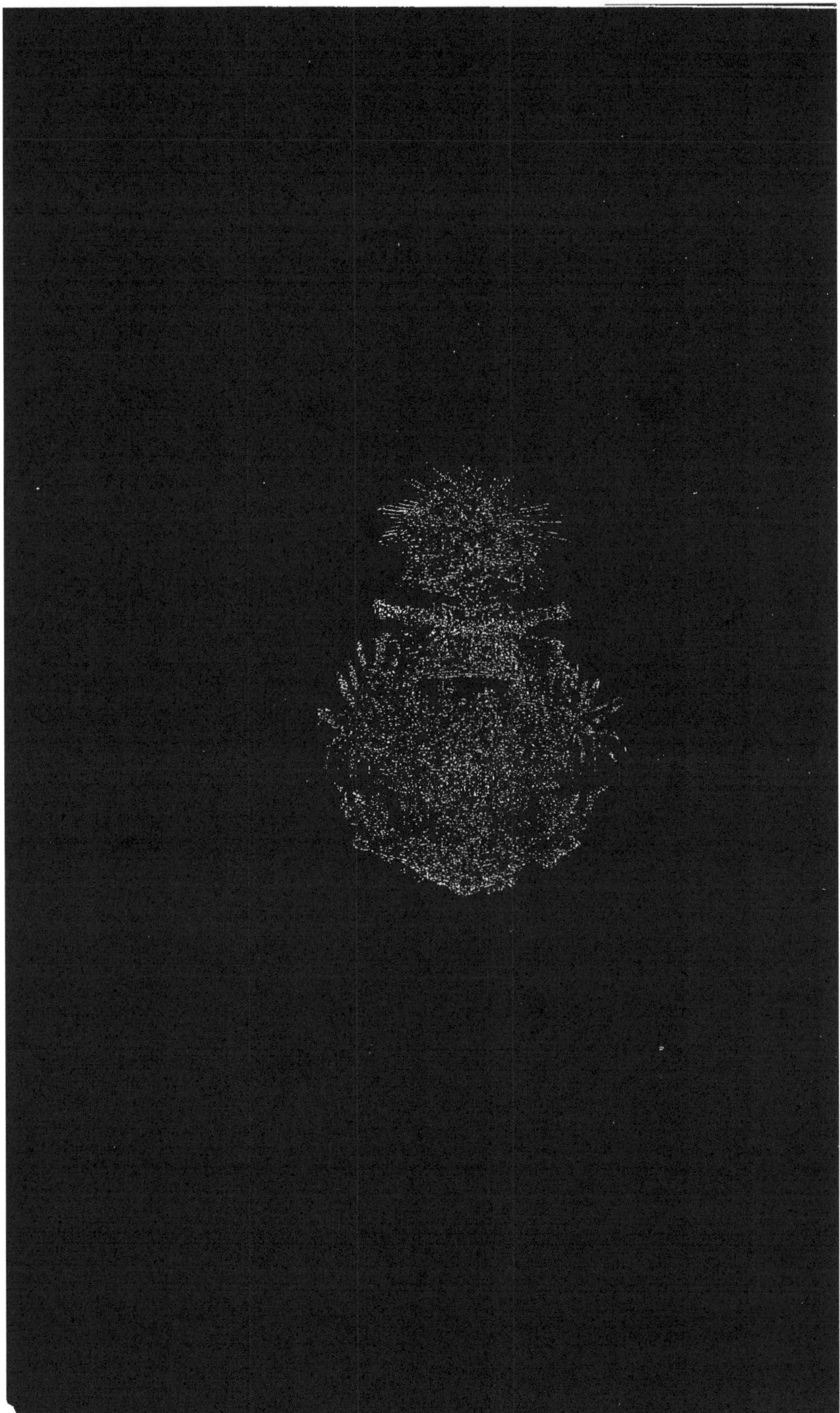